Dr André POÉSY

DE LA DILATATION

DE L'ANGLE GAUCHE

DU COLON TRANSVERSE

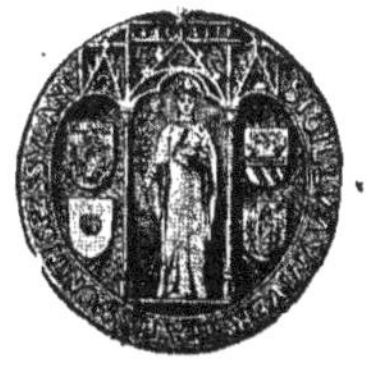

MONTPELLIER

G. FIRMIN, MONTANE ET SICARDI

1907

DE LA DILATATION

DE L'ANGLE GAUCHE

DU COLON TRANSVERSE

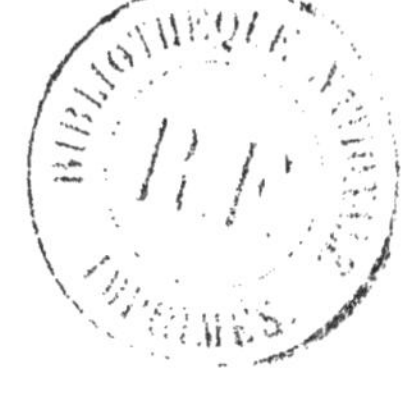

PAR

André POÉSY

DOCTEUR EN MÉDECINE

ANCIEN EXTERNE

INTERNE DES HOPITAUX DE MARSEILLE (*Concours 1901 — Concours 1904*)

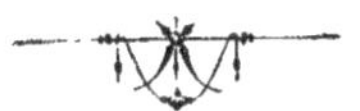

MONTPELLIER

IMPRIMERIE GUSTAVE FIRMIN, MONTANE ET SICARDI

Rue Ferdinand-Fabre et Quai du Verdanson

—

1907

A LA MÉMOIRE DE MA MÈRE

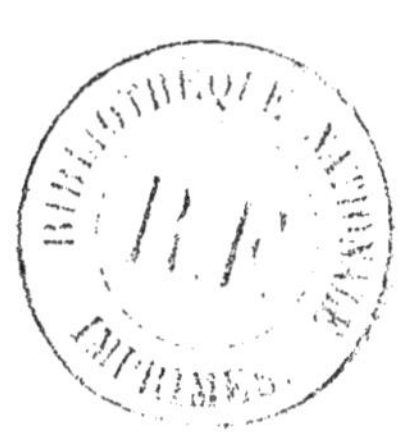

A MON PÈRE

A MA SŒUR ET A MON FRÈRE

A. POÉSY.

A MON PRÉSIDENT DE THÈSE

MONSIEUR LE PROFESSEUR HÉDON

A MES MAITRES DE L'ÉCOLE DE MÉDECINE
ET DES HOPITAUX DE MARSEILLE

A. POÉSY.

A MONSIEUR LE DOCTEUR BOY-TEISSIER

A MESSIEURS LES PROFESSEURS BOINET
ET ODDO

A MESSIEURS LES DOCTEURS PAGLIANO
SCHNELL et MICHEL

Dont je ne saurais oublier la bienveillance à mon égard et les excellentes leçons que j'en ai reçues.

A. POÉSY.

AVANT-PROPOS

Les meilleurs temps ont malheureusement leur fin. C'est avec un profond regret que je revois, dans le souvenir de leur écoulement, ces années de jeunesse où l'étude paraissait agréable des problèmes médicaux, tantôt purement spéculatifs et désintéressés, tantôt prenant leur intérêt dans leur développement pratique et altruiste, au lit du malade d'hôpital. L'inquiétude vient de modifier cet heureux mais transitoire état de choses où la pensée absorbe le principal de l'activité, et d'aborder une nouvelle vie où il importe de réaliser à son avantage ou à son détriment, l'acquis que l'on a eu plus de plaisir à obtenir.

Au seuil de cette nouvelle vie, je tiens à m'acquitter de dettes multiples et considérables de reconnaissance.

Je tiens d'abord à remercier mon père, dont l'exemple et les sacrifices m'ont fait ce que je suis.

Je remercie également de leur bienveillance à mon égard, mes maîtres de l'Ecole de Médecine et des Hôpitaux de Marseille, et particulièrement M. le Docteur Boy-Teissier, qui a guidé mes débuts en Médecine, exalté en moi le goût des problèmes biologiques, et présentement fourni le meilleur de ce travail.

Je tiens enfin à manifester mon bon souvenir aux camarades d'internat, dont la conversation ne fut pas un des moindres charmes de cette vie d'étudiant, malheureusement terminée.

DE LA DILATATION

DE L'ANGLE GAUCHE

DU COLON TRANSVERSE

Une jeune femme, Mme B..., se présente à la consultation pour maladies du cœur, instituée par notre maître le docteur Boy-Teissier. Elle se plaint de palpitations, d'essoufflement rapide au moindre effort, de tiraillement et pincement très douloureux survenant par moments très brefs au niveau de la pointe du cœur. Ces troubles sont prédominants 2 à 3 heures après le repas et paraissent liés, d'après le dire de la malade elle-même, au gonflement de toute la région abdominale dont elle souffre le plus, en même temps que de borborygmes et de coliques, ces 2 à 3 mêmes heures après le repas. Vers la fin de chaque crise douloureuse, la malade éprouve la sensation d'un corps qui tomberait le long d'une ligne verticale figurant assez bien comme situation et direction le trajet du côlon descendant : souvent à ce moment la malade rend des gaz par l'anus. Et à mesure elle ressent un soulagement croissant et de ses douleurs abdominales et de ses douleurs cardiaques. La malade est dyspeptique.

L'examen objectif ne montre du côté du cœur que de la prolongation du premier bruit au foyer tricuspidien et un léger éclat du deuxième bruit au foyer pulmonaire, c'est-à-dire de légers signes de dilatation du cœur droit. Par contre le palper abdominal est douloureux dans les deux fosses iliaques surtout à gauche et tout le long du côlon descendant dont on sent le relief sous la forme d'une corde étroite : le palper d'une partie quelconque du côlon provoque de la douleur sur toute la longueur du côlon descendant. La percussion de la région épigastrique est sonore jusqu'à deux doigts au-dessus de l'ombilic. Cette sonorité se prolonge à gauche, en changeant de timbre, jusqu'à une ligne verticale passant par le milieu de l'aisselle et en haut jusqu'à la 6e côte.

Il paraît difficile de mettre sur le seul compte de la dilatation d'estomac, dont de nombreux signes manquent, tout l'ensemble de symptômes que présente cette malade et surtout l'étendue de cette sonorité dans une région où il paraît difficile que l'estomac se trouve.

M. Boy-Teissier, qui nous dit avoir vu fréquemment de pareils cas au cours de sa longue pratique des maladies du cœur, attribue ces signes à de la dilatation de l'angle gauche du côlon qui remonté, et, augmenté de volume, irait soulever le diaphragme et coincer les organes susjacents.

A première vue deux importantes objections se posent. Tout d'abord comment le côlon transverse normalement situé en arrière et au-dessous de l'estomac et assez loin du diaphragme, peut-il arriver au-devant de cet organe, au contact de ce muscle et le soulever ?

Comment se fait-il ensuite que le fait soit si peu connu, s'il existe ? Nous aurons à tâche de répondre immédiatement à chacune de ces questions.

Nous exposerons, après l'avoir fait, quelques observations de tels cas qui pourront nous donner les renseignements sur la séméiologie, la pathogénie et le traitement de cette affection que nous avons pris à tâche d'élucider dans la faible mesure de nos moyens et surtout d'après les indications et conseils de M. Boy-Teissier.

COURT APERÇU D'ANATOMIE TOPOGRAPHIQUE

On peut dire que la face antérieure du tronc est divisée horizontalement par la ligne d'insertion antérieure du diaphragme en deux surfaces qui correspondent profondément à deux loges séparées par le même muscle : surface et loge thoraciques, surface et loge abdominales. De tout cet ensemble, la région diaphragmatique et même sa partie gauche seule nous intéresse.

Région diaphragmatique. — La coupole diaphragmatique s'élève à gauche jusqu'à la 6e côte dans l'expiration normale ; jusqu'à la 5e dans l'expiration forcée. Elle répond au péricarde et à la plèvre gauche par sa partie supérieure. Elle recouvre par sa partie inférieure les organes suivants par l'intermédiaire du péritoine : de dedans en dehors, l'extrémité gauche du foie, la grosse tubérosité de l'estomac, l'extrémité externe de la rate ; en arrière et en bas, l'extrémité supérieure du rein gauche et la capsule surrénale correspondante.

Nous rappellerons les rapports de l'estomac à ce niveau. La face antérieure convexe regarde en haut et en avant. Elle répond en haut aux digitations croisées du diaphragme et du transverse abdominal et, par l'intermédiaire de ces muscles, à la plèvre, au poumon gauches, aux 5e, 6e, 7e, 8e côtes, au 9e cartilage costal et aux espaces intercostaux correspondants : c'est la région dénommée espace semi-lunaire de Traube. A son niveau et dans l'état de vacuité de l'estomac et tous les organes de la région étant sains, on doit constater du tympanisme aigu à la percussion, de l'absence des vibrations à la palpation, de l'absence du murmure vésiculaire. Cet espace a la forme d'un croissant à concavité supérieure, laquelle concavité suit le trajet suivant : en avant, 5e et 6e cartilages costaux ; en arrière, 9e et 10e côtes. La limite externe constituée par la projection thoracique de la grande courbure au niveau de la grosse tubérosité qui donne à l'espace de Traube ses caractéristiques, passe en arrière de la 6e articulation chondro-costale, par le 5e espace intercostal, le 5e cartilage costal, l'extrémité interne de la 5e côte, puis suit une verticale située à 2 à 3 centimètres en dehors de la ligne mamillaire en croisant les 6e, 7e, 8e côtes, les 8e, 9e, 10e cartilages costaux et les espaces intercostaux correspondants.

Dans le reste de son étendue, la face antérieure de l'estomac répond directement à la paroi abdominale par le triangle de Labbé ou par l'intermédiaire du lobe gauche hépatique.

La grande courbure correspond au bord supérieur du côlon transverse. Dans la dilatation d'estomac, le déplacement se fait surtout de haut en bas, soit par ptose générale, soit par seul abaissement du fond. Mais la grande courbure varie peu dans le sens latéral. Les renseignements manquent, les auteurs s'étant surtout occupés du déplacement vertical.

Nous arrivons enfin aux rapports du côlon transverse et de son angle splénique, c'est-à-dire au point qui nous intéresse le plus. Le côlon transverse s'étend de l'angle droit du côlon à l'angle gauche. Il décrit une anse plus ou moins longue qui commence dans l'hypochondre droit, traverse l'épigastre, quelquefois la région ombilicale, plus rarement l'hypogastre et se termine dans l'hypochondre gauche. Sa direction est très variable ; dans la majorité des cas, il présente 2 portions : l'une droite, l'autre gauche, situées de chaque côté de la ligne médiane. La portion droite est légèrement oblique en bas et à gauche, rarement horizontale ; elle longe la partie pylorique de la grande courbure de l'estomac. La portion gauche (anse gastro-colique de Fromont) presque verticale monte à gauche en suivant d'abord la grande courbure gastrique. Au niveau du rebord cartilagineux des fausses côtes le côlon pénètre dans l'hypochondre gauche, quitte la grande courbure et passe en arrière de l'estomac. Sous l'extrémité inférieure de la rate, devant le rein et au niveau de la 6e articulation chondro-costale gauche, il s'infléchit pour former son angle gauche ; très souvent le côlon transverse, plus long, décrit une grande anse de forme diverse en V, en U, à concavité supérieure dont le point déclive atteint ou dépasse l'ombilic et dont la branche gauche atteint généralement le pôle supérieur du rein correspondant.

Ses rapports varient avec sa direction et sa situation. Dans la majorité des cas, il répond : en haut, à l'estomac dont le sépare une distance plus ou moins grande ; en bas, aux anses intestinales flottantes ; en arrière à gauche, à la face antérieure du rein, la portion moyenne libre et flottante étant rattachée à la paroi abdominale postérieure par un très long méso ; en avant, le côlon répond à la paroi abdominale antérieure dont le sépare le grand épiploon.

Ses anomalies fréquentes ne portent que dans les 5/6 des cas sur l'anse gastro-colique. Le côlon transverse est très mobile grâce à son long méso. Un autre repli péritonéal formé par la lame antérieure du grand épiploon le rattache à la grande courbure de l'estomac, c'est le ligament gastro-colique.

L'angle colique gauche est constant. Il est aigu, à direction sagittale et à sinus ouvert en bas et en avant. Sa situation et ses rapports sont à peu près fixés. Il siège dans l'hypochondre gauche très haut derrière le corps de l'estomac, devant l'extrémité supérieure du rein et de la capsule surrénale, au-dessous de la rate, ou contre la paroi thoraco-abdominale. Il répond le plus souvent à l'extrémité antérieure de la 7e ou de la 8e côte, quelquefois à la 6e, plus rarement à la 9e ou la 10e. Sur 40 cas, Fromont l'a rencontré au niveau de la 8e côte 18 fois, de la 7e 10 fois, de la 6e 4 fois, de la 10e 3 fois, de la 9e 2 fois, de la 11e 2 fois, de la 5e 1 fois.

Cohan sur 30 cas l'a trouvé : 2 fois au-dessous du rebord costal; 3 fois au niveau de l'extrémité antérieure de la 12e côte, 5 fois au niveau de la 11e côte, 8 fois au niveau de la 10e côte ; 3 fois au niveau de la 8e côte, 3 fois au niveau de la 7e côte ; 1 fois au niveau de la 6e côte ; et dans 10 autres cas il y avait un faux angle colique situé au-dessus du ligament phrénico-colique. Mauclaire et Mouchet l'ont trouvé sur 37 cas : 3 fois au-dessous du rebord-costal ; 1 fois au niveau de l'extrémité antérieure de la 12e côte ; 12 fois au niveau de la 11e côte ; 19 fois au niveau de la 10e côte ; 26 fois au niveau de la 9e côte ; 11 fois au niveau de la 8e côte ; 4 fois au niveau de la 7e côte.

Dans la majorité des cas, 95 % chez l'adulte, l'angle splénique est directement appliqué sur le rein ou en dehors de lui sur la paroi abdominale, sans interposition de méso ; sa face postérieure est soudée au péritoine pariétal, et en apparence du moins elle est dépourvue de séreuse. Il est fixe et le revêtement pariétal ne recouvre que les 3/4 ou les 2/3 de sa circonférence. Exceptionnellement, 5 % des cas, il est complètement enveloppé, et il est rattaché au bord externe de l'extrémité supérieure du rein et à la capsule surrénale par un court méso (2 à 3 centimètres) ; il présente alors une certaine mobilité. Enfin, dans tous les cas, il est relié à la paroi thoraco-abdominale latérale gauche et au diaphragme par un repli péritonéal, le ligament phréno-colique.

Nous retenons de cet exposé que dans 5 cas sur 40, soit le

1/8 des cas, l'angle splénique se trouve au niveau de la 6e côte ; que dans 5 % des cas, il a un court méso qui lui permet une certaine mobilité.

Plusieurs observations de Cohan, 2 cas autopsiés cités par Thiébault, une autopsie dont le résultat nous a été communiqué par M. le professeur Alezais, et une autopsie faite par nous montreront la réalité du déplacement en masse et en partie de cet angle splénique.

OBSERVATIONS ANATOMIQUES

Observations de Cohan.

Dans un premier groupe d'observations qui comprend quatre cas, où le côlon transverse est régulièrement ascendant sur toute sa longueur de droite à gauche, le méso étant relevé, l'angle colique gauche passe au devant du pylore et de l'estomac pour aller se loger dans l'hypochondre gauche, s'accolant à la paroi diaphragmatico-costale. Dans la 2e observation de ce groupe, l'angle gauche était dilaté.

Dans un deuxième groupe, comprenant cinq observations où la partie gauche seule du côlon est ascendante de dedans en dehors et toujours à méso renversé et relevé, l'angle gauche était toujours prégastrique et présplénique, et atteignait au niveau de la 7e côte.

Dans un troisième groupe, comprenant quatre observations où la partie gauche du côlon transverse formait un V renversé par suite du retournement en haut du méso, l'anse colique dans sa partie supérieure suit la paroi antérieure de l'hypochondre gauche, se moule sur la concavité diaphragmatique jusqu'à son point le plus déclive, où elle se recourbe, faisant un faux angle colique au niveau de la 7e côte en rapport avec la base du poumon gauche.

Observations de Thiébault.

I. — La première observation de Thiébault a trait à un jeune homme d'une vingtaine d'années, atteint de tuberculose pulmonaire chronique, qui fut traité pendant plus d'un an dans le service de Bernheim. Quelques vomissements attirèrent l'attention sur l'estomac et l'on constata une voussure épigastrique énorme, du clapotement manifeste et perçu à diverses reprises, et l'on conclut à de la dilatation d'estomac. A l'ouverture du corps, l'estomac fut trouvé très petit, caché sous le foie et la cage thoracique ; il ne mesurait que 13 centimètres transversalement et 6 centimètres en hauteur. Par contre le côlon transverse était abaissé et énormément distendu. C'est donc dans la cavité colique que se produisait le clapotement.

II. — La 2e observation de Thiébault se rapporte à une femme de 46 ans, traitée dans le service de Parisot, que l'on croyait atteinte de carcinome pylorique avec dilatation consécutive ; c'était une alcoolique qui avait des accidents gastriques à l'époque de la ménopause : hématémèses, vomissements glaireux et alimentaires, épigastralgie persistant depuis 8 ans, cachexie, œdème des jambes, teint jaune paille. L'épigastre était bombé, rénitent, donnant à la percussion de la sonorité tympanique jusqu'à un travers de doigt au-dessous de l'ombilic. Pas de bruit de flot qui cependant fut constaté dans plusieurs autres examens.

A l'autopsie : Dans la cavité péritonéale une certaine quantité de sérosité citrine, claire, sans trace inflammatoire, sans adhérences entre les anses intestinales. Le côlon transverse.

fortement distendu par les gaz, dépassait par son bord inférieur la région ombilicale, tandis que le bout inférieur du gros intestin et l'ampoule rectale étaient remplis de scybales dures, peu colorées. Après recherche minutieuse, on trouva, entre l'œsophage et l'intestin grêle, une portion rétrécie rappelant assez bien par son aspect extérieur une anse du côlon et qui constituait l'estomac. Celui-ci était très petit, ses parois un peu épaisses, mais ses orifices complètement libres. Insufflé, sa contenance était de 105 centimètres cubes. Il mesurait du cardia au pylore 7 centimètres au lieu de 12 centimètres et la grande courbure n'avait que 16 centimètres et demi au lieu de 25.

Il est regrettable que l'auteur ne parle ni des résultats de la percussion de l'espace de Traube, ni de la symptomatologie cardio-pulmonaire.

III. — Observation fournie par le professeur Alezais (*Marseille Médical* du 15 février 1907).

Homme, 45 ans, mort le 6 janvier 1907. Variole suppurée. Lésions diverses. L'estomac présente de petites hémorragies punctiformes et un état mamelonné assez accentué. Il n'est pas dilaté. Psorenterie. Adiposité généralisée. A l'ouverture de l'abdomen, avant tout déplacement des organes, l'attention est attirée par la situation du côlon transverse. Après avoir suivi, au-dessous du foie, un trajet sensiblement horizontal dans sa moitié droite, il s'infléchit assez brusquement en haut et s'insinue sous les fausses côtes gauches en croisant la moitié externe du rebord costal. Il s'élève verticalement au devant de l'estomac, longeant en dedans le bord gauche du foie, appliqué en dehors contre les dernières côtes et le diaphragme, puis il s'incurve en arrière et dans sa portion descendante répond surtout à la rate qui est refoulée et masquée malgré son volume.

Au-dessous de ce viscère, on voit le ligament phrénico-colique gauche marquer la séparation entre le côlon transverse et le côlon descendant, dont la direction est sensiblement la même. Le sommet de l'anse prégastro-splénique répond au niveau de la ligne mamillaire à la 6e côte. Sur tout le trajet de l'anse anormale on ne constate pas d'adhérences avec les parties voisines. Ramassé sur lui-même et chargé de graisse, le grand épiploon s'interpose entre le foie et la portion horizontale du côlon transverse qu'il déborde, marquant la faible partie de l'estomac qui aurait pu répondre directement à l'épigastre.

IV. — Observation. (Personnelle).

Malade âgé de 56 ans, entré le 25 novembre 1906, salle Aubert, n° 32, décédé le 5 décembre 1907, ayant présenté des symptômes de faiblesse générale par misère physiologique, avec broncho-pneumonie apyrétique. Le malade prostré subconscient ne donnait aucun renseignement sur ses antécédents gastro-intestinaux. Mais il fut constaté par MM. Alezais et Boy-Teissier et par nous de la sonorité tympanique de la région abdominale supérieure délimitée comme suit du côté supérieur : trajet partant de l'angle droit des fausses côtes jusqu'au niveau de l'appendice xiphoïde, passant à deux centimètres et demi au-dessus de la pointe de l'appendice, rejoignant horizontalement le 6e espace intercostal gauche au niveau de la ligne mamillaire, la 7e côte au niveau de la ligne axillaire antérieure, le 7e espace intercostal au niveau de la ligne verticale passant par le milieu de l'aisselle ou ligne axillaire médiane, de là se dirigeant presque verticalement vers l'extrémité de la 11e côte.

A l'autopsie, nous eûmes la précaution de fixer, comme points de repère, des épingles, le long de ce trajet.

A l'ouverture de l'abdomen, apparaît d'abord le tablier épiploïque qui recouvre tout. En le relevant, on découvre la masse de l intestin grêle, encadrée par le côlon dont nous allons décrire aussi exactement que possible la situation et les rapports. Mais pour le moment on ne voit pas d'estomac. Le cœcum se trouve dans la fosse iliaque droite, ayant une direction oblique de droite à gauche et de haut en bas. Il est distendu par les gaz, ainsi d'ailleurs que tout le côlon ascendant, le côlon transverse et surtout l'angle gauche du côlon. A la hauteur de l'épine iliaque antéro-supérieure, le côlon fait un fort repli qui le rejette en arrière, puis il reprend sa direction ascendante. Son angle hépatique se trouve au niveau de la 9e articulation chondro-costale droite. Le bord externe du côlon ascendant au niveau de cet angle se trouve dans la ligne axillaire antérieure. Le côlon transverse suit une direction oblique de droite à gauche et de bas en haut ; sa limite supérieure au niveau de la ligne mamillaire droite atteignant l'extrémité de la 8e côte. Repli à ce niveau et nouvelle ascension oblique , le bord supérieur passant sur la ligne médiane à un centimètre et demi au-dessus de la base de l'appendice xiphoïde, à quatre centimètres de la ligne médiane par le 6e espace intercostal. A ce niveau, le côlon descend, son bord supérieur se trouvant au niveau de la ligne mamillaire sur le bord supérieur de la 7e côte, l'angle splénique se trouve au point de croisement de la ligne axillaire antérieure et du bord inférieur de la 7e côte.

Jusque-là tout le côlon était très distendu, surtout au niveau de l'angle, mais à cinq centimètres au-dessous il se rétrécit de plus en plus, formant corde le long du côlon descendant. L'anse sigmoïde est de nouveau très distendue.

Les épingles plantées normalement à la paroi rasent le bord supérieur du côlon transverse. En détachant le côlon transverse et en le rejetant en bas, on découvre l'estomac fortement refoulé en arrière, à cinq centimètres au moins du rebord des fausses côtes, atteignant comme limite supérieure le bord supérieur de la 6e côte. Il est plutôt vide et très peu tendu. Côlon et estomac sont directement appliqués sur la face inférieure du diaphragme.

Le foie est petit. La rate, petite, est refoulée profondément en arrière de la ligne axillaire antérieure. Par ailleurs, on trouve des lésions de tuberculose pulmonaire chronique à poussées aiguës récentes et de sclérose viscérale générale avec adhérences multiples.

Nous relevons dans cette observation les faits suivants : L'estomac était postérieur au côlon transverse et non distendu, donc incapable de causer du tympanisme aussi étendu.

Le côlon transverse dilaté l'était d'autant plus que l'on se rapprochait de l'angle gauche, donc plus susceptible d'expliquer le tympanisme. Le côlon descendant était rétréci.

Le cœur et le poumon affleuraient au 5e espace intercostal et ne paraissaient pas comprimés.

Le foie était rétracté ainsi que la rate.

HISTORIQUE DE LA QUESTION

Notre investigation dans les travaux des grands cliniciens ne nous a rapporté qu'une pauvre moisson de documents. Mais que l'on songe que la dilatation de l'estomac n'est sérieusement connue que depuis une trentaine d'années et qu'à chaque pas l'obscurité nous enveloppe dans ce chapitre cependant si important des dyspepsies intestinales.

Nous voyons bien Cruveilhier parler de portions dilatées et de portions rétrécies le long du côlon, concordant avec des coliques venteuses.

Piorry invoque le soulèvement par l'estomac et le côlon transverse de la voûte diaphragmatique pour expliquer certains troubles cardio-pulmonaires survenant au cours de la digestion.

Reeder écrit ce qui suit : L'indigestion, qu'elle vienne d'une affection de l'estomac primitive ou consécutive à des maladies du foie, ou des autres viscères de l'abdomen, ou même du pelvis, amène fréquemment une douleur plus ou moins violente dans la région du cœur, s'étendant parfois jusqu'à l'épaule ou à l'avant-bras gauche, une douleur sympathique peut affecter la région du cœur lorsque quelques-uns des viscères abdominaux ou pelviens sont malades et sans que l'estomac soit aucunement atteint, ou du moins pas assez pour supposer que ce soit par l'intermédiaire de cet organe que se produit la douleur. »

Glénard, étudiant la pathogénie des bruits spontanés ou provoqués par la palpation abdominale, pose la question suivante et en fait l'historique.

Le clapotement et le gargouillement provoqués sont-ils gastriques ou intestinaux ? Etant donnée une région sonore dans une zone comprise entre deux lignes horizontales passant l'une par le mamelon, l'autre par le pubis, il est impossible, à son avis (sauf pour la région cœcale), d'affirmer par la seule percussion que cette sonorité n'est pas provoquée par le côlon transverse.

D'après Chomel, le clapotement se rencontre chez les sujets qui ont pris récemment des lavements, ou ont de la diarrhée, et, dans ce cas, est d'origine intestinale.

Bouchard répond que le clapotement intestinal s'entend plus bas que le clapotement gastrique et ne s'entend jamais jusqu'au rebord costal ; que l'arrivée de l'eau dans l'estomac est immédiatement suivie d'un bruit de clapotage alors qu'elle n'a pas encore eu le temps d'arriver au côlon ; que le clapotement intestinal exige pour être perçu que les malades aient de la diarrhée, tandis que les dilatés sont généralement des constipés. Glénard ajoute encore que, lorsque le côlon transverse est dilaté par les gaz et qu'il atteint le volume du poing, comme il s'allonge en même temps qu'il s'élargit, on peut le rencontrer dans tous les points de l'abdomen, sauf au flanc droit ; il peut être trouvé dans le thorax où il peut s'élever jusqu'à la cinquième vertèbre dorsale en avant du foie et de l'estomac dans l'hypogastre, dans le flanc gauche, aussi bien qu'à son siège normal, il peut à lui seul occuper la moitié de la cavité abdominale. « C'est en vain, dit-il, que j'ai essayé, sur dix cadavres de figurer sur la peau de l'abdomen la topographie du tube digestif, d'après les résultats de la percussion, en tenant compte des nuances les plus délicates de tonalité : l'aiguille exploratrice tombait fréquemment sur un segment du tube digestif différent de celui soupçonné ; c'est ainsi qu'il arriva plusieurs fois, dans ces cas, où il y avait lieu de supposer l'estomac sonore et dilaté, de tomber sur le côlon transverse et non sur l'estomac en perçant l'épigastre sous l'appendice xiphoïde, ou en perforant la paroi thoracique dans le 6e espace intercostal. Il est parfois possible de déceler par la seule percussion le siège du côlon transverse quand la sonorité a le même ton, le même timbre que celle du cæcum, et qu'elle est ininterrompue entre ces deux régions en passant par le coude colique droit. »

Thiébault cite les deux observations relevées plus haut et conseille de toujours penser à la dilatation possible du côlon transverse quand on croit avoir affaire à de la dilatation d'estomac. Le professeur Trastour de Nantes, qui s'est spécialement occupé de la question, parle ainsi dans son article de la *Semaine Médicale* du 15 septembre 1886. La dilatation gastro-colique entraîne : 1° des conséquences immédiates directes sur l'appareil digestif (dyspepsie, gastro-entéralgie, tympanisme, flatulence, gonflement du foie, de la rate, etc.) ; 2° des conséquences indirectes, éloignées, réflexes sur le cœur, le poumon et le cerveau.

Il cite l'observation d'un prêtre âgé de 45 ans, qui à la suite de fatigues de prédication, était tombé dans un état mélancolique alarmant, accompagné de troubles dyspeptiques rebelles L'abdomen était lourd, énorme, mat à la région hypogastrique gauche, tympanisé sous les côtes gauches ; le visage était congestionné après chaque repas. Le traitement de Vichy purement stomacal ne produisit aucune amélioration. Le traitement spécial de l'atonie du côlon amena la guérison.

Les signes de la dilatation de l'S iliaque qui coïncide fréquemment avec de la dilatation du côlon descendant et surtout du côlon transverse sont : tuméfaction, tension, matité, scybales dans la région iliaque gauche, tympanisme au-dessus jusque sous les côtes gauches ; en général, selles régulières, quelquefois diarrhée et accidents dyspeptiques, pesanteurs, douleurs, flatulences, éructations incessantes, pyrosis, aigreurs, intumescence du foie et teint jaune pâle, gonflement de la rate, gène mécanique du diaphragme : troubles respiratoires, essoufflement, toux, etc. ; cœur gêné, palpitations, dyspnée par la marche, le travail et tout effort ; troubles cérébraux, ectopie du rein droit, troubles dermiques, phlébites spontanées, bronchites, asthme, purpura, rhumatismes, nodosités de la 2e phalange.

Dans un second article paru dans la *Semaine Médicale* de 1887, page 301, il continue ainsi : La réunion fréquente des deux dilatations stomacale et colique se trouve implicitement liée dans les travaux récents sur la dilatation stomacale. La constipation est partout signalée comme conséquence.

Quelques-uns, Germain Sée et Mathieu, signalent des alternatives de diarrhée et de constipation. Quand les vomissements manquent, la diarrhée apparaît, le trop-plein gastrique s'échappe par le pylore au lieu du cardia. Le trop-plein colique s'échappe de même bien souvent en fausse diarrhée dans la dilatation de l'S iliaque ; c'est de la diarrhée par regorgement.

Les mêmes symptômes immédiats, les mêmes troubles réflexes appartiennent aux deux dilatations, à plus forte raison si elles sont réunies.

La dilatation gastro-colique se rencontre rarement dans la classe ouvrière ou paysanne, mais de préférence dans la classe bourgeoise. Elle se reconnaît aux signes suivants :

I. — Dans la région hypogastrique gauche : tuméfaction, tension, résistance, matité souvent absolue et très étendue, scybales constatées par la palpation ou diarrhée par regorgement ; résultats probants par l'examen du rectum et rétablissement progressif par des lavages répétés.

II. — Vers le côlon ascendant et le côlon transverse ordinairement, distension gazeuse, son tympanique, quelquefois scybales.

III. — Du côté de l'estomac : 1° s'il est vide, tympanisme exagéré dans la région sous-chondrale gauche, quelquefois clapotage ; 2° s'il est plein, souvent encore tympanisme, regorgement en se penchant en avant, clapotage en marchant perçu par le malade, le médecin et l'entourage, parfois vomissements. Mais le plus souvent, ce sont des troubles fonctionnels immédiats ou éloignés dont souffrent ces malades. On a accusé l'estomac dilaté d'être un réceptable et un véritable laboratoire de poisons : la mauvaise haleine, les éructations répugnantes en font preuve. Combien plus doit-on accuser la dilatation colique : fétidité remarquable des matières de ces malades, et, malgré les émonctoires naturels, complexus pathologique auto-toxique.

Le professeur Potain, dans son article sur la colite chronique, paru dans la *Semaine Médicale* en 1887, signale les mêmes faits avec leurs mêmes signes et leurs mêmes conséquences.

C'est également ce que pense M. le professeur Treille qui a bien voulu nous donner son avis et qui a vu des cas de dilatation colique avec ptose intestinale et des cas de dilatation du côlon transverse sans ptose, avec tympanisme sous-chondral et sous-costal gauche coïncider d'une part avec d'autres symptômes intestinaux, d'autre part avec des symptômes cardio-pulmonaires analogues à ceux produits par la dilatation stomacale.

OBSERVATIONS CLINIQUES

Nous publierons maintenant quelques observations cliniques qui nous ont paru caractéristiques de la symptomatologie que nous voulons décrire.

Observation Première

La nommée Anna D..., domestique, âgée de 20 ans, entre le 9 décembre 1906 à la salle Dussaud, n° 1, pour embarras gastrique léger avec mouvement fébrile, qui disparaît après quelques jours. Malade maigre et fluette. Comme antécédents héréditaires, tuberculose paternelle. Personnellement rien jusqu'à 7 ans. A cet âge, entérite diarrhéique. Depuis constipation, avec alternatives de diarrhée glaireuse, ayant duré jusqu'à l'époque actuelle.

Menstruation irrégulière et douloureuse.

Quelquefois, de loin en loin, la malade vomit le matin des glaires et les aliments qu'elle vient de prendre. En temps ordinaire, état nauséeux le matin, avec légère céphalée, torpeur intellectuelle et lassitude générale disparaissant au cours de la journée.

Après le repas de midi, au bout de quelques minutes, épigastralgie accompagnée de pyrosis, de renvois acides, de sensation de ballonnement durant une demi-heure à une heure. Au bout d'une heure la douleur prend la forme de colique abdominale et le ballonnement se localise de préférence dans l'hypochondre gauche : la malade ressent à ce moment de l'essoufflement au moindre effort, avec augmentation considérable de ses palpitations habituelles, et voit apparaître une douleur assez vive localisée dans le 6e espace intercostal, au niveau de la ligne mamillaire. Le ballonnement disparaît au bout de 2 ou 3 heures, et avec lui la dyspnée, les palpitations et la douleur sous le sein gauche. Tous les troubles augmentent avec l'ingestion des graisses, pour lesquelles la malade ressent un véritable dégoût.

L'examen physique montre les particularités suivantes : ventre plutôt résistant, non ballonné. La contraction des muscles abdominaux paraît forte et leur tonus suffisant ; cependant on a l'impression de faiblesse de la paroi sur les côtés. La palpation de la région cœcale provoque de la douleur sur le trajet du côlon descendant : le cœcum est empâté et roule comme un boudin dans la fosse iliaque.

La portion supérieure du côlon ascendant est douloureuse, au point même et à distance, le long du côlon descendant. L'épigastre est douloureux sur place, sans propagation : les battements aortiques sont très perceptibles. On ne sent pas de corde colique, mais profondément une masse allongée transversalement et assez consistante.

Le côlon descendant est très douloureux. Dans le flanc gauche, on sent rouler sous le doigt une corde mince. Le procédé du glissement indiqué par Glénard ne donne rien à l'épigastre et provoque des borborygmes dans l'hypochondre gauche. A la percussion on trouve du tympanisme dans la région suivante : de la ligne médiane, à 5 centimètres au-dessus de l'ombilic, la limite remonte verticalement jusqu'à 1 centim. 5 au-dessous de la pointe de l'appendice xiphoïde :

de là elle rejoint la 6e côte, au niveau de la ligne mamillaire, par un trajet oblique en haut et en dehors ; elle suit le 6e espace intercostal jusqu'à la ligne axillaire antérieure de ce point ; elle descend obliquement en bas et en arrière jusqu'à la 11e côte qu'elle rencontre, au niveau d'une ligne verticale passant par le milieu de l'aisselle. Là, le tympanisme diminue progressivement et insensiblement jusque dans la fosse iliaque gauche.

La langue, légèrement saburrale, est dépolie.

La pointe du cœur bat dans le 5e espace intercostal, son impulsion se fait sentir sur une ligne horizontale de 4 centimètres de long, dont l'extrémité postérieure se trouve à 1 centimètre en dehors de la ligne mamillaire. Cette impulsion a un léger caractère de frémissement.

Le 10 décembre on trouvait à l'auscultation les signes suivants : au niveau de la pointe, premier bruit prolongé et roulé, deuxième bruit net ; au foyer tricuspidien, dédoublement très net du premier bruit suivi d'un souffle large ; aux foyers pulmonaire et aortique, deuxième bruit net à l'aorte, éclatant à l'artère pulmonaire. Le lendemain, disparition du dédoublement du premier bruit, persistance du souffle large étalé peu intense.

Le 16 décembre, on entend à la pointe un roulement présystolique suivi d'un bruit systolique brusque se terminant en coup de hache ; au foyer tricuspidien, mêmes caractères, mais moins accentués : le long du sternum, le deuxième bruit paraît assez peu net avec une légère tendance au dédoublement.

L'éclat diastolique du foyer pulmonaire est toujours très net, contrastant avec l'étouffement du bruit aortique.

La malade, soignée par le régime sec et deux entéroclyses chaudes par jour, voit disparaître au bout de quelques jours tous ces troubles abdominaux et cardiaques, y compris son tympanisme, la limite supérieure de la sonorité se trouvant au niveau dit 9e espace intercostal et se continuant jusqu'à la fosse iliaque avec un même timbre que le reste de la masse intestinale.

Nous retenons de cette observation les faits suivants :

La malade est une constipée ayant un long passé intestinal mais peu de signes gastriques. Elle présente du tympanisme à limite postérieure dans une région où l'on est peu habitué à trouver l'estomac. En même temps que de ce tympanisme elle souffre de troubles cardiaques qui, même avec possibilité d'un rétrécissement mitral, ont une relation très apparente avec ce tympanisme.

Le traitement intestinal réussit parfaitement.

Observation II

La nommée C..., rentière, âgée de 20 ans, entre le 7 décembre 1906, salle Dussaud, n° 9, pour état fébrile d'apparence typhique qui guérit en quelques jours.

C'est une malade intelligente, donnant des renseignements précis et ne se déjugeant pas.

Elle a eu une angine couenneuse à 3 ans. Depuis de longues années, elle souffre de sa digestion, très exactement depuis l'âge de 12 ans, où elle est entrée dans un pensionnat et a mené une vie très sédentaire, avec mauvaise alimentation. Elle se plaignait de longueur excessive de la digestion, de pyrosis, d'état nauséeux le matin avec quelques signes de neurasthénie : céphalée, torpeur, lassitude générale, insomnie. Après les repas, ballonnement abdominal s'accompagnant d'essoufflements, de douleur sous le sein gauche, de palpitations, de borborygmes, 3 à 4 heures après les repas, avec sensation que quelque chose de liquide tombait et amenait du soulagement. Depuis quelque temps, augmentation du malaise. Puis, début de l'état fébrile par de petits frissons avec céphalée martelante, continue, à exaspérations nocturnes, bourdonnements. Température assez élevée, 39°-40°. Pas d'épistaxis. Diarrhée avec fortes coliques, contrastant avec la constipation opiniâtre antérieure, qui, d'ailleurs, était coupée de loin en loin par des crises de diarrhée glaireuse. Toux sèche, fréquente, sans expectoration. Etat nauséeux, vomissements alimentaires et muqueux, oligurie, un peu d'albuminurie tôt disparue. Indicanurie très marquée.

Au palper abdominal, la région cœcale est douloureuse, la région sigmoïdienne l'est également, la pression en ce point réveillant de la douleur dans la région cœcale et la région sous-cardiaque.

A la percussion, tympanisme dans la région cœcale s'étendant jusqu'au rebord des fausses côtes, à droite, jusqu'à une ligne horizontale située à 3 centimètres, au-dessus de l'ombilic, puis remontant au niveau de la ligne mamillaire jusqu'au 5ᵉ espace intercostal. L'espace de Traube n'a pas la même sonorité que le triangle de Labbé. Pas de sonorité au-dessous des fausses côtes gauches.

La pointe du cœur bat dans le 5ᵉ espace intercostal, au-dessous du mamelon : son impulsion est nette et assez forte. Au foyer tricuspidien, le premier bruit est étouffé. Au foyer pulmonaire, le deuxième bruit est éclatant ; il est étouffé au foyer aortique. La pression au niveau de la pointe provoque une douleur vive.

Le 18 décembre, la malade, qui s'est révélée névropathe, nous confirme tous ses dires précédents et ajoute qu'elle a eu des vomissements matutineux dans lesquels se trouvaient des glaires et des aliments du matin, de la veille et même de trois jours. L'ingestion de viande provoque de la diarrhée presque immédiate, ainsi que cela a été constaté ; les aliments liquides et les graisses ont provoqué du ballonnement. Plus de pyroxis. Plus d'état nauséeux. Pas de clapotement, pas de borborygmes, pas de troubles cardiaques, selles quotidiennes régulières.

Plus de douleur à la palpation de la région cœcale ni à la région iléo-pelvienne. Epigastralgie.

La percussion donne toujours les mêmes éléments un peu modifiés : tympanisme remontant au 6e espace intercostal et jusqu'à la ligne axillaire médiane, puis descendant verticalement dans la fosse iliaque gauche.

Rien d'anormal, ni subjectif, ni objectif du côté thoracique.

Le traitement a consisté en entéroclyses chaudes bi-quotidiennes, régime lacté mitigé de légumes, de riz au lait et de fruits cuits.

Dans cette observation nous relevons : que la malade associe à de la dilatation stomacale un passé intestinal assez évident. Que le tympanisme paraissait indiquer des régions différentes à l'épigastre et sous le cœur, celui de cette dernière région se continuant avec le tympanisme de la région cœcale.

Que la malade paraît avoir réuni la dilatation stomacale et la dilatation du côlon ascendant et transverse et particulièrement de l'angle gauche du côlon.

Que les troubles cardio-pulmonaires cessant après sensation de la chute liquidienne dans la région de l'hypochondre gauche paraissent liés à ces deux formes de dilatation.

Que le traitement intestinal a réussi.

Observation III

La nommée Herminie C..., servante veilleuse, âgée de 19 ans, entre le 4 novembre 1906, salle Dussaud, n° 2, pour embarras gastrique.

Elle a eu une broncho-pneumonie à 5 mois. Elle a été sevrée très jeune. A 7 ans elle accuse des troubles gastro-intestinaux : épigastralgie continue qui empêche l'alimentation, s'accompagne de constipation et dure une quinzaine de jours ; à la suite, constipation, qui persiste depuis. A 11 ans, répétition des mêmes symptômes pendant un mois ; douleur térébrante localisée au creux épigastrique, provoquant les cris, laissant la malade sans sommeil et l'empêchant de s'alimenter.

Menstruation à 11 ans, assez régulière depuis.

A 14 ans, bronchite et crises nerveuses peu caractéristiques qui reviennent de loin en loin.

Quelque temps après, autres troubles gastro-intestinaux, coliques localisées sur le trajet du côlon, à prédominance dans la fosse iliaque droite, constipation, et, dans les selles, matières globuleuses, durcies, accompagnées de glaires, de petites peaux et de filets de sang ; ce caractère des selles, alterné avec de la diarrhée, apparaît surtout au moment des règles.

Depuis la constipation persiste, mais les autres symptômes s'amendent. A 18 ans, la malade vient à Marseille, ce qui paraît à son dire amener de nouveaux symptômes : céphalée frontale venant à peu près régulièrement après les repas, durant une heure, disparaissant grâce à la quinine.

Actuellement la malade souffre de ballonnement du ventre, immédiatement après les repas, et pendant 3 à 4 heures ; en même temps essoufflement, palpitations qui ont leur maximum 2 à 3 heures après le repas. Tout rentre dans l'ordre par des borborygmes et de l'expulsion gazeuse. Egalement, 2 à 3 heures après le repas, la malade souffre de petites coliques qui paraissent coïncider avec le passage dans l'intestin du bol stomacal. La malade souffre davantage quand elle a ingéré des graisses et des féculents qui provoquent du pyrosis, des renvois acides, des coliques, jamais de vomissements. La malade est, en ce moment, en période diarrhéique. C'est une fille mince, d'apparence fluette, dont la peau est ichthyosique, les papilles dermiques soulevées en chair de poule et recouvertes de poussières épidermiques. La langue est d'apparence scrotale, ravinée, rouge sur les bords, fortement saburrale sur le dos. A la palpation, on provoque de la douleur dans la fosse iliaque gauche, douleur remontant le long du côlon, descendant jusqu'au coude gauche, quelle que soit la région du côlon que l'on comprime. De plus, la palpation au niveau de l'angle hépatique provoque de la douleur le long du côlon transverse ; on aperçoit en même temps onduler la paroi, suivant le trajet approximatif du côlon transverse.

La percussion fait entendre du tympanisme dans la région délimitée supérieurement comme suit : début de la ligne limite à 3 centimètres au-dessus de l'épine iliaque antéro-supérieure droite, direction oblique jusqu'à l'union de la 10e côte et des cartilages costaux droits à un centimètre environ en avant de la ligne axillaire antérieure ; puis la ligne rejoint le 9e espace intercostal droit sur la ligne mamelonnaire, puis la 9e côte sur une ligne située à 8 centimètres de la ligne médiane, croise cette ligne médiane à 4 centimètres au-dessous de la base de l'appendice xiphoïde. De là, obliquant en haut et à gauche, cette ligne limite atteint le 7e cartilage costal gauche à 4 centimètres et demi de la ligne médiane, le 6ᵉ espace intercostal au niveau de la ligne mamillaire, le 8ᵉ espace intercostal gauche au niveau de la ligne axillaire antérieure, la 9ᵉ côte au niveau de la ligne axillaire médiane, puis croise la 11ᵉ côte gauche au niveau d'une ligne verticale passant à 5 centimètres en arrière de cette ligne médiane axillaire, c'est-à-dire déjà dans le dos.

La limite inférieure suit une ligne oblique rejoignant l'ombilic à l'angle des cartilages costaux gauches. Le jour de son arrivée, cette malade offrait à l'auscultation un souffle systolique, doux, étalé, à maximum au foyer tricuspidien, se propageant vers la pointe au niveau de laquelle le premier bruit était perceptible mais étouffé ; le deuxième bruit était éclatant au foyer pulmonaire, suffisamment net, mais sans éclat particulier au foyer aortique. Le lendemain le souffle avait à peu près disparu, ne laissant que de l'étouffement du premier bruit et l'éclat pulmonaire du deuxième bruit, qui a persisté depuis.

La malade, traitée par le régime lacté et les entéroclyses chaudes, puis par le régime mixte : riz au lait, fruits cuits, lait, légumes, s'est considérablement améliorée. Envoyée à l'Hôpital de convalescents, nous l'avons vue à son retour. Les signes subjectifs ont disparu, la palpation du côlon est beaucoup moins douloureuse. Mais la percussion donne toujours les mêmes résultats.

Cette observation est des plus intéressantes, car elle nous montre un sujet chez qui la dilatation stomacale paraît bien improbable. Par contre, le passé pathologique intestinal est des plus accidentés.

La percussion donne la sensation très nette de continuité entre le tympanisme de la région de l'hypochondre droit et même de la région cæcale et le tympanisme de l'épigastre et de l'espace de Traube, avec matité dans la région du côlon descendant. Les troubles cardio-pulmonaires surviennent avec le ballonnement et s'en vont avec lui ou plutôt avec l'expulsion gazeuse. Le traitement, surtout intestinal, et fort peu gastrique, a très bien réussi.

Observation IV

La nommée Marie-Jeanne M..., âgée de 20 ans, servante veilleuse, entre à la salle Dussaud, n° 2, le 23 novembre 1906, pour embarras gastrique chronique.

Elle a été nourrie au sein. A eu la rougeole à 7 ans et demi ; vers cet âge-là, elle se souvient d'avoir souffert du ventre : coliques fréquentes, avec diarrhée, vomissements glaireux et alimentaires non douloureux, amaigrissement progressif. Cet état dure jusqu'à l'âge de 10 ans. Jusqu'à 14 ans, excellente santé. A cet âge, menstruation, bientôt troublée, difficile et douloureuse, à la suite d'un refroidissement à l'air humide. La malade souffre de coliques, avec diarrhée intense, à la suite de constipation ; elle rend des scybales, des glaires et des filets de sang, mais ne vomit pas. Elle est à ce moment très maigre, anémique, sans forces, souffre de céphalée le soir, à la tombée de la nuit, n'a pas d'appétit. Tout cela dure un mois. Puis, de 14 à 19 ans, rien d'anormal, à part la constipation. A 19 ans, prétendu ver solitaire. Reprise de coliques, avec diarrhée muqueuse, et mêmes symptômes qu'autrefois, mais atténués, et, de plus, arthrite tibio-tarsienne gauche, qui guérit. Son entérite s'améliorant, la malade vient à Marseille.

Mais depuis quatre mois, elle s'est reprise à souffrir, ayant des alternatives de constipation avec état général en apparence bon, et des crises diarrhéiques avec état général troublé.

Voici le compte-rendu d'une journée ordinaire de la malade. Le matin, quelquefois, vomissements alimentaires (aliments du déjeuner), et glaireux abondants ; le plus souvent, état nauséeux. Après le déjeuner, disparition de cet état à moins de vomissements, qui ne renferment jamais d'aliments de la veille. La malade fait là un bon repas, habituellement bien supporté ; puis elle se couche aussitôt et dort très bien jusqu'à 11 heures ou midi. A ce moment, nouveau repas sans appétit, avec état nauséeux, qui laisse cependant la malade tranquille jusqu'à 2 heures et demie, où elle commence à ressentir un poids sur l'estomac ; son ventre se ballonne du côté gauche surtout ; elle sent des gargouillements d'abord dans la région épigastrique, puis dans le flanc gauche ; elle rend des gaz en abondance qui la soulagent de son ballonnement et des autres phénomènes plus légers à ce moment, qui seront relatés à propos de l'état du soir, où ils sont plus douloureux. Sommeil jusqu'à 5 heures du soir. A 6 heures du soir, nouveau repas, sans appétit ; pas de vin, mais quantité notable d'eau froide. Calme jusqu'à 8 heures, le moment où la malade commence son travail de veilleuse. Elle a de nouveau l'impression de poids sur l'abdomen, avec ballonnement surtout du côté gauche, l'empêchant de s'appuyer sur ce côté, cet état croissant jusqu'à minuit. Elle sent fréquemment une douleur la traversant de gauche à droite dans la région approximative du côlon transverse ; elle a de la difficulté à se mouvoir, à cause de son météorisme ; elle est très vite essoufflée, au moindre effort, et sent des palpitations très douloureuses. Elle a des borborygmes, puis des vents qui la soulagent ; il lui semble percevoir la chute de ses gargouillements en même temps qu'une impression de torsion au-dessus de ses fausses côtes gauches, et après avoir fait force vents, elle se sent de mieux en mieux et enfin tranquille vers 2 heures du matin ; elle est ainsi calme jusqu'au matin où elle recommence. Elle a des vomissements glaireux, de préférence le soir, vers 7 heures ; elle rend quelquefois son repas du soir. A la tombée de la nuit, elle souffre de la tête, est faible, alourdie, endormie, tels que les neurasthéniques le sont le matin. Il est bon de faire remarquer qu'elle rentre dans la classe des gens qui, selon l'expression de Sénèque, font de la nuit le jour, et que son lever est à 6 heures du soir. Les aliments qui augmentent sa dyspepsie sont : la mie de pain, les féculents, les graisses, la viande dont elle est dégoûtée. Ses préférences vont vers la viande rôtie, les légumes verts, les fruits. De temps en temps, elle a un peu de mouvement fébrile, coïncidant avec de la diarrhée. En ce moment, elle a 10 à 15 selles par jour, glaireuses, noirâtres, contenant des fausses membranes, mais elle ne rend pas de scybales.

Examen physique. — C'est une forte fille, très grasse, avec un pannicule adipeux très développé ; son ventre est gros, douloureux à la pression ; la pression le long du trajet du côlon ascendant est peu douloureuse localement, mais réveille de la douleur dans le flanc gauche ; elle est plus douloureuse le long du côlon transverse au niveau de l'angle gauche du côlon, et provoque le maximum de douleur au niveau de l'anse sigmoïde. La malade signale le trajet présumé du côlon transverse comme étant le siège d'une douleur spontanée fréquente.

A la percussion, on trouve du tympanisme sur une surface assez étendue, dont la ligne limite, commençant à l'articulation chondrale des 8e et 9e cartilages costaux droits, se dirige obliquement vers un point situé à 2 centimètres en dedans du mamelon gauche, dans le 5e espace intercostal, puis oblique vers le croisement de la 12e côte et de la ligne axillaire antérieure, de là redevient horizontale, passant à 4 centimètres au-dessus de l'ombilic, et oblique de nouveau vers son point de départ. Pas d'augmentation de la matité hépatique. Rate non perceptible. Rein droit abaissé. La pointe du cœur bat dans le 5e espace intercostal gauche, à 1 centimètre en dehors de la ligne mamillaire. L'impulsion est forte, mais le bruit est légèrement baveux, très peu prolongé au niveau de l'appendice xiphoïde, tandis qu'il est net à la pointe. Le deuxième bruit est éclatant au foyer pulmonaire, simplement net au foyer aortique. La malade sent un point douloureux au niveau de la pointe.

Rien de particulier du côté nerveux.

Abondance des expectorations bronchiques.

La malade, traitée par les entéroclyses chaudes et le régime mixte : lait en faible proportion, aliments secs, s'améliore considérablement ; elle ne souffre plus de ses douleurs spontanées, plus de troubles cardio-pulmonaires, après les repas. Le tympanisme a diminué et s'est abaissé au-dessous du 7e espace. Cette amélioration persiste 6 mois après, le traitement étant continué.

Les faits saillants de cette observation sont à notre avis les suivants :

La malade a depuis très longtemps de l'entérite muco-membraneuse ou plutôt de la colique chronique, mais son estomac est relativement peu touché et ne paraît pas dilaté : ni clapotement, ni vomissement d'aliments pris la veille ou des jours antérieurs.

Il y a coïncidence curieuse entre l'apparition et la disparition des signes cardio-pulmonaires, d'une part, et, d'autre part, le tympanisme, les borborygmes et l'émission de gaz par l'anus. Il y a intégrité presque complète du cœur dès le premier jour et contradiction avec les signes subjectifs, qui s'amendent par le traitement intestinal.

La malade paraît avoir une tendance à la ptose, comme en témoigne son rein droit. Le météorisme abdominal est surtout prononcé à gauche sous les fausses côtes, et le tympanisme semble indiquer le trajet du côlon transverse et de son angle splénique.

Observation V

La nommée Léonie D..., modiste, âgée de 32 ans, est entrée salle Dussaud, n° 27, le 31 août 1907, pour rhumatisme articulaire aigu. Elle a d'ailleurs perdu son père, mort à 48 ans, des suites d'une cardiopathie d'origine rhumatismale ; deux frères également sont morts du croup. Aussi loin que la malade remonte dans ses souvenirs, elle a toujours souffert de son tube digestif ; toujours elle a été constipée, avec des alternatives de diarrhée.

Son histoire est la suivante : Dans la première enfance, rougeole ; à 12 ans, entérite diarrhéique d'une durée d'un mois, sans vomissements ; à 14 ans, fièvre muqueuse ; à 15 ans, dothiénentérie grave ; à 20 ans, variole. Menstruation à 10 ans et demi ; 3 accouchements normaux, sans albuminurie.

Depuis le mariage, aux troubles intestinaux se sont joints des troubles gastriques ; le matin, état nauséeux ; et, de temps en temps, vomissements glaireux et alimentaires, migraine, malaise général, torpeur intellectuelle. Apparence d'appétit au repas de midi, mais disparition rapide de la faim dès les premières bouchées, vomissements presque aussitôt ou malaise général, recrudescence de la céphalée ; état nauséeux durant de 3 à 6 heures. Au repas du soir, mêmes symptômes. Pas de pyrosis, pas de gastrosucchorrhée. Cet état persiste avec la constipation et les crises diarrhéiques comme seuls phénomènes intestinaux jusqu'à l'âge de 31 ans. A cet âge, à la suite d'une vive émotion, arrêt de la menstruation, éruption urticarienne, apparition de douleurs rhumatismales généralisées à toutes les articulations. Troubles cardiaques. Passage à l'état chronique des diverses arthropathies.

En février 1906, début de nouveaux symptômes digestifs : pendant deux mois, vomissements glaireux et alimentaires apparaissant une demi-heure à trois quarts d'heure après les repas. Toujours constipation, et, de plus, ballonnement abdominal ; palpitations après les repas, apparition d'une douleur sous le sein gauche, essoufflement rapide, sensation de secousse de temps en temps, depuis le creux épigastrique jusque sous l'aisselle. Quelque temps après, diarrhée glaireuse, pseudo-membraneuse, avec filets sanguins, qui dure un mois. A sa fin, réapparition de règles, amélioration de l'état général, à la suite du traitement par le lait caillé prescrit par M. le docteur Bidon.

Actuellement, la malade se plaint de n'avoir pas ses règles, d'être constipée avec, de temps en temps, des débâcles diarrhéiques glaireuses ; d'avoir le matin de la céphalée frontale, des vertiges, de l'état nauséeux, de la torpeur intellectuelle. Elle ne boit qu'un demi-verre de lait le matin. A 11 heures repas sans appétit et, une demi-heure après, céphalée, congestion de la face et de la tête, moiteur, essoufflement, ballonnement abdominal, palpitations, douleur vive sous le sein gauche, demi-ceinture douloureuse, compressive à exacerbation, coïncidant avec des gargouillements passant par le creux épigastrique, l'espace sous-cardiaque, et atteignant l'aisselle. La malade raconte avoir la sensation d'une tumeur comme la tête d'un enfant qui évoluerait de droite à gauche et sur la prolongation de l'aisselle s'arrêterait longtemps, lui causant un malaise très pénible. Par contre, certaines fois, la tumeur paraît tomber et la malade se trouve soulagée de son essoufflement, de ses palpitations et de sa douleur sous le sein. Le malaise dure de 2 à 3 heures, jusqu'à 6 ou 7 heures du soir. La douleur, qui était d'abord localisée au creux épigastrique, passe dans l'espace sous-cardiaque 2 ou 3 heures après le repas. Pendant ce temps, la malade a de la tendance au sommeil, et si elle s'y abandonne, elle augmente ainsi son malaise au réveil.

Au repas du soir, répétition des mêmes symptômes. Les troubles sont augmentés par l'ingestion des graisses, que la malade ne digère pas du tout.

La malade est plutôt de corpulence forte, actuellement très grasse, avec un pannicule adipeux abdominal très développé. Son ventre est ballonné, légèrement en dôme. La peau est élastique. La contraction des muscles abdominaux se fait assez bien.

La palpation de la région cœcale est faiblement douloureuse localement, mais éveille une douleur vive dans la fosse iliaque gauche. Tout le trajet présumé du côlon transverse est douloureux, mais moins que le côlon iléo-pelvien, où toute pression abdominale provoque de la douleur, particulièrement vive, si la pression est faite dans la région.

La palpation, de haut en bas de la région épigastrique, fait percevoir au niveau d'une ligne horizontale passant par le point où les rebords des fausses côtes s'infléchissent brusquement vers l'appendice xiphoïde, une corde transversale mince, en forme de bord tranchant. Plus bas on a la sensation d'une masse transversale consistante. Cet examen de la profondeur des organes abdominaux est très gêné par l'adipose de la malade.

Par le procédé du glissement de Glénard, on rencontre du clapotement au niveau de l'angle hépatique.

La percussion montre du tympanisme, dont les limites sont

les suivantes : en haut la ligne limite, partant du point où le rebord costal droit s'infléchit brusquement vers l'appendice xiphoïde, suit ce rebord jusqu'à un point situé sur sa ligne médiane à 2 centimètres au-dessus de la base de l'appendice xiphoïde ; de là, elle gagne le 6e espace intercostal, qu'elle suit jusqu'au croisement avec une verticale passant à égale distance du mamelon et du bord antérieur de l'aisselle ; là, elle s'infléchit verticalement en bas jusqu'au rebord costal, qu'elle suit jusqu'à sa réflexion vers l'appendice xiphoïde. Au niveau du 6e espace intercostal et de la ligne mamelonnaire, la pression provoque de la douleur. L'examen du cœur montre le premier bruit lointain et sourd à la pointe qui bat dans le 6e espace intercostal sur la ligne mamillaire ; il est plus sourd encore au foyer tricuspidien ; cependant la contraction paraît forte, mais elle est étouffée par l'épaisseur des tissus. Le deuxième bruit est particulièrement éclatant au foyer pulmonaire.

Même traitement que pour les autres malades, qui amène de l'amélioration.

En somme, malade constipée depuis sa naissance, ayant de la colite chronique, souffrant actuellement de dilatation d'estomac peu accentuée et qui ne suffit pas à expliquer ce météorisme remontant jusqu'au 6e espace intercostal et jusqu'à très près du bord antérieur de l'aisselle. La douleur, le long du côlon transverse, la sensation de chute vers l'extrémité externe du tympanisme donnent plutôt l'impression d'une association de dilatation stomacale et de dilatation du côlon transverse. Une fois de plus, coïncidence des troubles cardio-pulmonaires et du tympanisme sous-cardiaque.

Observation VI

Le nommé Antoine C..., servant, âgé de 24 ans, vient se plaindre à nous de troubles gastro-intestinaux. Il a été nourri au sein. Depuis ses plus lointains souvenirs, il a toujours été constipé. Il a eu aussi des crises diarrhéiques glaireuses avec scybales. C'est un malade donnant l'impression de chétivité, faiblesse générale, mais l'état des organes respiratoires et circulatoires est satisfaisant.

Etat actuel. — De temps en temps le malade vomit le matin. Il a de la torpeur, la tête lourde, de la lassitude générale, du dégoût, de l'état nauséeux jusqu'à 9 ou 10 heures. Le repas a lieu à 11 heures, avec appétit irrégulier amenant quelques minutes après, ou, souvent même pendant, des douleurs stomacales, de la sensation de compression avec renvois aigres et liquides, de l'état nauséeux avec expectoration glaireuse, du ballonnement durant une demi-heure à une heure, puis calme relatif durant une heure et, de nouveau, augmentation du ballonnement, clapotement, borborygmes dans le côlon ascendant avec douleur au même point ; si le ballonnement est très accentué, essoufflement, transpiration froide, pâleur du visage, borborygme ; puis tout disparaît lentement.

A l'examen, nous trouvons le ventre plutôt bombé et irrégulier, ventre en trèfle, avec saillies dans les fosses iliaques et au-dessus de l'ombilic, augmentées par la contraction des muscles abdominaux. A la palpation, peu douloureuse, nous avons constaté que la région cœcale était distendue et laissait percevoir du clapotement. L'angle hépatique est douloureux, la portion transverse du côlon paraît empâtée et occupée par des masses bosselées continues ; la région gauche est peu douloureuse.

L'S iliaque paraît distendue.

A la percussion, nous avons constaté la sonorité de la région cœcale ; au-dessus, matité, puis tympanisme sur une surface limitée inférieurement par une oblique partant d'un point situé à 2 centimètres au-dessus de l'ombilic et rejoignant le rebord costal gauche dans sa partie la plus inférieure. La limite supérieure du tympanisme est double. Il existe un tympanisme très sonore dont la limite supérieure est la suivante : partant de la limite inférieure au niveau de la ligne médiane, elle s'élève obliquement jusqu'à la partie supérieure de l'articulation des 8e et 9e cartilages costaux, les croise, puis, tombant dans le 7e espace intercostal, le suit ainsi que l'horizontale qui le continue jusqu'à la ligne axillaire postérieure et la redescend presque verticalement avec un peu d'obliquité en avant. Il existe une autre sonorité plus aiguë qui, partant de l'angle du rebord costal droit, suit une oblique ascendante passant à 2 centim. du bord costal, à 1 centimètre de la ligne médiane, rejoint cette ligne médiane vers l'appendice xiphoïde, la suit jusqu'à la 6e côte, où elle file horizontalement en dehors, puis au niveau de la ligne mamillaire, redescend et rejoint obliquement la sonorité précédente.

Nous retenons de cette observation le fait de cette double sonorité à timbre différent à la partie supérieure et à la partie inférieure paraissant indiquer deux cavités distendues.

Observation VII

Observation présentée par M. Boy-Tessier.

M. R..., 47 ans. Névropathe. Présente depuis plusieurs années les phénomènes suivants : entre des périodes de bien-être relatif de courte durée, les accès sont décrits par lui comme suit : à la suite de faits divers sur lesquels il n'est jamais bien fixé, émotions, fatigue cérébrale, fatigue physique, il est pris d'une sensation de contusion de la région thoracique qui affecte les différentes modalités suivantes : le plus souvent, au niveau de l'espace de Traube, contusion qui donne une sensation de pincement sourd peu douloureux mais gênant.

Dans d'autres circonstances, qu'il ne peut spécifier, cette sensation continue de se transformer en sensation de pincement très douloureux au point d'arrêter pour quelques secondes les mouvements d'inspiration.

Enfin, dans une troisième modalité, la sensation de contusion constrictive remontant plus haut est plus externe et occupe une région partant du bord externe du cœur, comprenant les 6e, 5e et 4e espaces intercostaux. Peu d'essoufflement dans ces périodes douloureuses, même en exercice violent, mais sensation de pause du cœur, donnant chez le malade une impression de choc vigoureux suivi d'arrêt du cœur. Ordinairement, ce choc cardiaque avec pause de la contraction du cœur est suivi d'une salve. L'observation a montre l'absence de signes de cardiopathie, soit par l'examen de l'aire cardiaque, soit par l'auscultation la plus minutieuse. Mais on constate une sonorité à la percussion ayant des caractères de tympanisme gastro-intestinal et qui a pu être décelée par percussion jusquau niveau du bord inférieur de la 5e côte.

D'une façon générale, le malade, ayant pris l'habitude d'observer son mal, a vu que la forme de la douleur paraissait en rapport avec la forme de la pneumatose intestinale. Les pincements de la région antérieure correspondent à une pneumatose presque limitée à l'espace de Traube ; la douleur contusive, plus forte et supérieure, correspond à des pneumatoses révélées par la percussion de la ligne axillaire jusqu'à la 5e côte.

Le malade, très intelligent et observateur, sent manifestement se transmettre à la masse cardiaque les mouvements du contenu hydro-aérien de l'ampoule située sous les côtes inférieures gauches.

Cette idée se trouve confirmée par les conséquences du traitement, car l'emploi de l'eau chaude par boisson ou par entéroclyse, l'ingestion de cachets absorbants, l'application du régime sec a raison rapidement de ces crises. Cette opinion trouve interprétation dans ce fait que l'examen de la région indique nettement la disposition de la pneumatose.

Nous retenons de cette observation la description très précise des symptômes cardio-pulmonaires coïncidant nettement avec de la pneumatose de l'espace sous-cardiaque, aussi bien au point de vue du temps qu'au point de vue de la région.

Nous rapprochons de ces observations celle-ci, qui est tirée de la thèse de Thiébault, et qui, malgré sa destination pour une étude de la dilatation stomacale, offre des points de ressemblance avec la nôtre.

Vigneronne, âgée de 26 ans, mariée à 20 ans, souffrant dans son ménage, ayant accouché d'un enfant qui meurt ; atteinte à 25 ans de dyspepsie avec douleurs épigastriques, renvois après les repas, et plus tard vomissements muqueux et alimentaires. Céphalée frontale et palpitations. Bon appétit, aliments bien tolérés, constipation. Excitation nerveuse, embonpoint, anémie, teint légèrement jaunâtre, souffle cardiaque et carotidien. Urines rares. Langue rouge sur les bords couverte d'un enduit saburral sur le milieu. Creux épigastrique effacé avec battements aortiques. Au 6e espace intercostal gauche commence la sonorité, qui s'étend jusqu'à la ligne axillaire prolongée et descend jusqu'au-dessous de l'ombilic. Aucun liquide dans l'estomac, la malade ayant vomi la veille. Sensation de flot dans l'estomac. Par le traitement sédatif, amélioration de la dyspepsie, mais l'estomac garde ses proportions.

ESSAI DE SÉMÉIOLOGIE

Si maintenant, nous voulons de ces quelques observations dégager les faits communs, pour en tirer quelques notions de séméiologie, nous sommes amenés à reconnaître la fréquence des phénomènes que nous allons décrire.

Tout d'abord, remarquons qu'en général nos malades sont des constipés : La constipation a été pour la plupart le fait primitif. A la suite, sont venus d'abord des troubles coliques, témoignant d'entérite muco-membraneuse et, quelquefois, comme dans le cas d'Herminie C., observation III, des douleurs très vives au creux épigastrique, pouvant faire penser par leur forme à des ulcérations de la muqueuse gastrique.

Plus tard, et par suite d'une vie sédentaire, sans exercice suffisant et, le plus souvent sous l'influence d'une nourriture de mauvaise qualité, sont venus se greffer des signes lointains, à distance, et des signes gastro-intestinaux. Parmi les signes lointains, notons cet état de neurasthénie presque général, accablant les malades le matin, et témoignant d'une véritable auto-intoxication par mauvais fonctionnement des organes digestifs ; d'un autre côté, nous voyons ces malades présenter à l'auscultation de l'effacement, de la prolongation du premier bruit et même quelquefois son remplacement par un souffle, son dédoublement au foyer tricuspidien et de l'éclat du 2e bruit au foyer pulmonaire, nous faisant conclure à un léger degré de dilatation du cœur droit, qui disparait d'ailleurs assez tôt avec le moindre essai de traitement, laissant alors apparaître avec plus de netteté d'autres signes cardio-pulmonaires. Les autres signes digestifs sont des vomissements peu fréquents d'ailleurs, et pour la plupart peu abondants, contenant des glaires et quelques aliments que le malade vient de prendre. Dans des cas plus rares, ces vomissements renferment des aliments des jours précédents et font la preuve d'une dilatation gastrique. Mais le moment le plus intéressant pour tous ces malades, est celui qui suit de 2 à 3 heures le principal repas. L'observation qu'a bien voulu nous donner M. Boy-Teissier est particulièrement suggestive à cet égard.

Le malade voit survenir du ballonnement intestinal qui lui paraît plus accentué d'abord au creux épigastrique, puis dans l'aire sous-cardiaque, ballonnement qui croît rapidement. Quelquefois le malade souffre à ce moment d'une douleur en forme de colique assez violente, le long du trajet du côlon transverse. Mais surtout le malade congestionné, moite, légèrement anxieux, se trouve mal à son aise par suite de son météorisme : il ne peut s'appuyer sur son côté gauche. Le moindre effort l'essouffle, les battements de son cœur lui deviennent douloureusement perceptibles ; il sent une douleur sous le sein. Dans certains cas, il lui semble qu'on pèse sur son cœur en le lui étreignant et que le cœur s'arrête ; le malade arrive même à un léger degré de sensation d'étouffement. Au bout d'une heure ou deux, ou plus longtemps après, le malade, qui sentait clapoter dans son ventre, a la sensation que quelque chose tombe sous son cœur, quelque chose de liquide, comme des gouttes ; ou d'autres fois, une tumeur volumineuse. Les borborygmes sont plus fréquents sous les dernières côtes gauches ; le malade évacue des gaz et se trouve soulagé à mesure ; au bout de plusieurs heures d'évacuation gazeuse, et souvent sans cette évacuation, tout rentre progressivement dans l'ordre. Si on examine le malade au point de vue abdominal, on est étonné de ne pas rencontrer de signes de ptose généralisée, aussi souvent qu'on l'aurait pensé. Assez souvent, la paroi abdominale est solide, contenant bien ses organes. Cependant, il est fréquent de trouver un rein ptosé, la petite courbure de l'estomac descendue, la paroi abdominale en forme de trèfle dans la contraction. Le ventre est quelquefois bombé, proéminent.

La région cœcale est douloureuse, ainsi d'ailleurs que toutes les portions du trajet du côlon transverse ; toute pression, faite en un point quelconque de ce trajet, provoque de la douleur au point même et à distance sur les autres points du trajet. Le maximum de cette douleur, soit locale, soit à distance, est à peu près toujours situé au niveau du côlon iléo-pelvien.

La région cœcale paraît distendue ainsi que le côlon ascendant ; le côlon transverse est perceptible à la palpation, mais le procédé de glissement de Glénard provoque des borborygmes sur son trajet. Il est fréquent de sentir le côlon descendant sous la forme d'une corde douloureuse.

La percussion donne le plus souvent les renseignements suivants : tympanisme assez grave et très net dans une région qui peut se continuer jusqu'à la fosse iliaque droite et paraît suivre le trajet du côlon transverse, mais assez souvent, ne commence que dans la région sous-hépatique juxta-médiane et de là gagne tout l'espace de Traube remontant jusqu'au 6e et même au 5e espace intercostal gauche et dépassant l'espace de Traube en dehors, jusqu'à atteindre la verticale passant par le milieu de la voûte axillaire.

Il est rare de trouver de la sonorité dans le flanc gauche et au-dessus d'une ligne horizontale, menée par l'ombilic dans la moitié abdominale gauche.

Le foie ne nous a jamais paru hypertrophié, sans que nous voulions insister sur cette particularité.

Nous avons peu trouvé de clapotement stomacal. Dans 2 cas sur 6, nous avons cru pouvoir penser à de la dilatation de l'estomac, organe qui a paru généralement peu touché.

On remarque que la plupart de nos malades sont des femmes : nous ne croyons pas que cette constatation ait une portée dépassant de beaucoup le fait d'une simple coïncidence, tout en faisant cependant cette réserve que les femmes sont plus souvent constipées, mènent une vie plus sédentaire et ont plus de tendance à l'entéroptose.

De l'avis de M. Boy-Teissier, qui en a rencontré de très nombreux cas au cours de sa pratique médicale déjà longue, cet ensemble de signes se rencontre rarement dans la classe ouvrière, et, de préférence, est l'apanage des classes bourgeoises.

Le traitement, exclusivement intestinal, réussit le plus souvent à amender assez rapidement les diverses souffrances et peu à peu à réduire le tympanisme.

HYPOTHÈSES PAR LA PATHOGÉNIE

Nous croyons avoir réussi à montrer par les deux observations de Thiébault suivies d'autopsie, celle de M. Alezais et la nôtre et par l'étude anatomique de la région, que le côlon transverse et en particulier l'angle gauche du côlon peuvent, dans certains cas, remonter au-dessus du 8e espace intercostal et atteindre le 7e, le 6e et même le 5e espace intercostal ; dans ces cas, l'estomac est refoulé en arrière et en haut, sa grande courbure correspondant à la partie la plus élevée de la voûte diaphragmatique tandis que l'angle colique est situé directement en avant, et est immédiatement en contact avec la portion déclive antérieure du diaphragme. Le côlon descendant est situé profondément, dans la partie latérale de l'abdomen, s'enfonçant jusqu'à dépasser la ligne verticale passant par le bord externe de l'aisselle.

Si nous passons maintenant aux observations cliniques, il nous est difficile de comprendre comment l'estomac pourrait par sa grande courbure occuper une région s'étendant jusque sous l'aisselle dans certains cas, tandis que, d'autre part, il ne paraît pas distendu et ne donne pas lieu à du tympanisme au creux épigastrique, son siège naturel. Il est des cas, où le tympanisme se prolonge jusque dans la fosse iliaque droite, tout en dépassant la limite externe de l'espace de Traube. Il est des cas enfin, où la portion épigastrique et l'espace de

Traube paraissent occupés par deux organes qui donnent deux tympanismes différents, l'un superposé à l'autre. A notre avis, des cas semblables sont difficilement conciliables avec la possibilité d'une dilatation de l'estomac qui serait la cause de ce tympanisme. Nous croyons donc devoir recourir à la dilatation isolée ou associée du côlon transverse et de l'angle gauche du côlon. Nous ne nions pas, bien au contraire, que dans bien des cas, les deux dilatations stomacale et colique doivent être associées. Mais cette dernière nous apparaît non seulement comme très possible, mais comme à peu près certaine.

Si nous passons à l'explication des phénomènes d'essoufflement, de douleurs sous le sein, de palpitations, nous nous trouvons en présence de nombreux travaux accumulés par d'éminents cliniciens, tels que Hayem, et surtout Potain et ses élèves. C'est que la question est venue déjà à propos de la dilatation d'estomac. Trois théories sont en présence :

I. — La première en date est la théorie mécanique, d'après laquelle les organes thoraciques seraient soulevés et tiraillés par les pneumatoses abdominales et les attaches diaphragmatiques distendues. On a objecté que dans la péritonite tuberculeuse, dans l'ascite, dans les kystes ovariens, où cependant le diaphragme était remonté, il n'y avait pas de troubles. Il a été répondu que, dans ces cas, le refoulement diaphragmatique et la compression du thorax se sont faits très lentement. Ce qui produit les troubles, c'est la distension brusque de l'estomac, et, dans notre cas, du côlon transverse, isolée ou associée à celle de l'estomac. Thiercelin a pu cependant insuffler de l'air dans l'estomac de manière rapide, sans perturbations cardio-pulmonaires. D'autre part, cette théorie ne peut pas expliquer certains cas où de faibles parcelles alimentaires ont provoqué les troubles thoraciques.

Toutefois, c'est la seule qui puisse expliquer les troubles cardio-pulmonaires des gros mangeurs. Vialard dit ceci : « Le déplacement du cœur ne peut expliquer tous les symptômes et ne suffit pas à faire comprendre la distension du cœur droit et la gêne circulatoire assez grande pour amener de l'œdème et de la diminution des urines. Hayem pense que le refoulement du diaphragme agit sur les poumons encore plus que sur le cœur. L'immobilisation du muscle et la compression des organes respiratoires peuvent augmenter la tension dans l'artère pulmonaire et jouer le rôle attribué par Potain à la contraction réflexe des capillaires. Cette opinion semble confirmée par les remarquables et prompts effets du traitement. Le nettoyage de l'estomac à l'aide de lavages, en diminuant la tension stomacale, en réduisant sa distension excessive, amène fréquemment la guérison. » Telle est la théorie mécanique pour laquelle nous déclarons avoir des préférences fondées sur des raisons précédemment exposées.

II. — Une seconde théorie est celle qui explique les troubles des organes thoraciques (1). Elle ne s'accorde pas avec la rapidité de ces troubles et leur apparition dans certains cas par l'ingestion d'une pilule ou d'une cuillerée de potage.

III. — Enfin la troisième théorie, fondée sur les phénomènes réflexes, a été chaudement défendue par Potain et ses élèves. Elle répond à de nombreux cas. Mais nous croyons que le rôle des réflexes a été exagéré et nous reprochons à cette théorie de manquer de preuves suffisantes.

Nous voulons maintenant répondre à une autre question : quelle est l'étiologie de la dilatation colique localisée au côlon transverse, surtout au niveau de l'angle gauche du côlon ? Les antécédents des malades nous indiquent tous de la consti-

(1) Par l'auto-intoxication d'origine digestive.

pation ; en revanche, peu de tendance à la ptose généralisée, au moins à la période de la vie où les malades se trouvent. Les malades souffrent de leur côlon ilio-pelvien plus encore que de toutes les autres portions de leur gros intestin ; et la portion descendante du côlon n'est presque jamais sonore, mais bien plutôt mate, et se révèle à la palpation, dans quelques cas sous la forme d'une corde mince. Nous déduisons de ce fait que le gros intestin est atone, et sous l'influence de mauvaises digestions stomacales ou d'aliments peu faciles à digérer, il doit se laisser distendre par des gaz de fermentations dont nous trouvons la preuve dans l'indicanurie et les troubles auto-toxiques, nerveux ou autres, que présentent les malades.

Le côlon descendant, qui est le siège plus particulier de l'entérite muco-membraneuse est, par contre, resserré, contracté et forme un long sphincter au-dessus de l'ampoule formé par l'S iliaque. Il s'ensuit que les aliments, surtout liquides, et les gaz, poussés par le faible tonus de la partie supérieure du côlon, se trouvent arrêtés par le côlon descendant à travers lequel ils ne passent que difficilement, et, au niveau de l'angle gauche du côlon, produisent cette distension qui fait l'objet de notre travail.

Les muscles abdominaux remplissant encore bien leur rôle, au lieu de laisser tomber le côlon transverse, le maintiennent et le forcent plutôt à remonter, en tiraillant sur son méso qui s'allonge. L'estomac est ainsi refoulé plus haut et en arrière du côlon.

PRONOSTIC

Le pronostic de cette affection nous paraît être celui de la constipation et de l'entérite muco-membraneuse, auxquelles elle est liée. Les troubles pourront bien disparaître temporairement, sous l'influence du traitement approprié ; mais s'il n'est pas continué, tout est à recommencer.

TRAITEMENT

Nous voudrions donner quelques indications thérapeutiques ; mais celles-ci ont déjà été traitées magistralement par M. le professeur Trastour, de Nantes, à propos de son étude de la dilatation gastro-colique, et nous ne pouvons que nous en rapporter à ses conclusions :

1° Il importe de diminuer la quantité des boissons et des liquides de toutes sortes : potages abondants (1) ; à cela répond le régime sec ou plutôt le régime mixte appliqué à ces malades par M. le docteur Boy-Teissier : riz au lait aux deux principaux repas, entre les repas un verre de lait pris lentement 3 ou 4 fois par jour ; fruits cuits, légumes cuits à l'eau ; un peu plus tard viande blanche rôtie ou bouillie.

2° Il est utile de stimuler le système nerveux, atone d'une manière générale, par l'excitation de la peau et des muscles : frictions, massage, exercices physiques modérés, hydrothérapie.

3° Il est nécessaire d'évacuer les réservoirs et d'avoir des selles régulières : lavages intestinaux chauds de préférence deux fois par jour, laxatifs variés.

4° La stimulation de la muqueuse est une excellente méthode nullement à dédaigner. On y arrivera par la rhubarbe, les petits lavements glycérinés que garde assez longtemps le

(1) Diète laitée.

malade, l'électrothérapie à essayer sous forme de lavement électrique.

5° Il sera bon de suivre la méthode de traitement de Glénard et d'exercer une utile contention de la paroi abdominale par la sangle qu'il a inventée.

6° Enfin, il importe de ne pas oublier qu'on a le plus souvent affaire à des névropathes, qui ont grand besoin de traitement moral : il faudra donc les encourager, les guider dans leur traitement, entraîner leur conviction de la guérison prochaine, et avoir de l'énergie et de la persévérance à leur place.

Nous n'aurions eu garde d'oublier le traitement de l'intoxication d'origine digestive, si notre première indication, par le régime simple qu'elle impose, n'y avait répondu indirectement.

BIBLIOGRAPHIE

CRUVEILHIER. — Anatomie pathologique.

JONNESCO. — *In* Traité d'anatomie descriptive de Poirier et Charpy.

TESTUT et JACOB. — Traité d'anatomie topographique.

TILLAUX. — Chirurgie clinique, tome II.

BERTIN. — Dictionnaire encyclopédique des sciences médicales, article « Côlon ».

BRICON. — Epiploon cystico-colique. Progrès Médical, 1888.

ADENOT. — Gazette hebdomadaire, 1895.

FLEURY. — Essai sur l'anatomie de la rate. Thèse de Paris, 1892.

FROMONT. — Contribution à l'anatomie topographique de la portion sous-diaphragmatique du tube digestif. Thèse de Lille, 1890.

JEANNE. — Bulletin Société anatomique, 1896.

MAUCLAIRE et MOUCHET. — Bulletin Société anatomique, 1896.

COHAN. — De la situation et des rapports du côlon transverse. Thèse de Paris, 1898.

TOLDT. — Die Darmgekiæse und Netze, Vienne, 1889.

TRÈVES. — British Medical Journal, 1885.

DE SANTI. — De l'entérite chronique, 1892.

LABOULBÈNE. — Traité de médecine pratique, 1841.

G. SÉE. — Recherches cliniques et anatomiques sur les affections pseudo-membraneuses, 1861.

DESTUREAUX. — Thèse de Paris, 1879.

THIÉBAULT. — Thèse de Nancy, 1882.

BOUCHARD. — Maladies par ralentissement de la nutrition, 1882.

CHERCHEWSKY. — Contribution à la pathologie des névroses intestinales. Revue de Médecine, octobre et décembre 1883.

Glénard. — Des entéroptoses, 1885-1899.
— Lyon Médical, 1885.
Trastour. — Semaine Médicale, 1886.
— Semaine Médicale, 1887.
Potain. — Semaine Médicale, 1887.
G. Lyon. — Gazette des Hôpitaux, 1889.
Glénard. — Méthode d'exploration abdominale. Province Médicale, 1887.
Vialard. — Thèse de Paris, 1889.
Langenhagen. — Semaine Médicale, 1898.
Mayan et Bernard. — Presse Médicale, 1899.
Courtois-Suffit. — Article « Intestins » dans Traité de médecine de Bouchard et Brissaud, 1902.
G. Lyon — Traité de thérapeutique clinique, 1904.
Alezais. — Marseille Médical, 1er février 1907.

www.ingramcontent.com/pod-product-compliance
Lightning Source LLC
LaVergne TN
LVHW011953160826
845678LV00002B/516

* 9 7 8 2 3 2 9 6 7 9 4 8 8 *